BEI GRIN MACHT SICH IHR WISSEN BEZAHLT

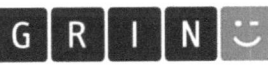

Thromboseprophylaxe (Unterkurs für Gesundheits- und Krankenpflegeschüler)

Tim Tübbing

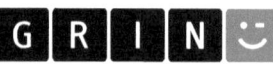

Bibliografische Information der Deutschen Nationalbibliothek:

Die Deutsche Nationalbibliothek verzeichnet diese Publikation in der Deutschen Nationalbibliografie; detaillierte bibliografische Daten sind im Internet über http://dnb.d-nb.de abrufbar.

ISBN: 9783346877710
Dieses Buch ist auch als E-Book erhältlich.

Druck und Bindung: Books on Demand GmbH, Norderstedt Germany
Gedruckt auf säurefreiem Papier aus verantwortungsvollen Quellen

Das vorliegende Werk wurde sorgfältig erarbeitet. Dennoch übernehmen Autoren und Verlag für die Richtigkeit von Angaben, Hinweisen, Links und Ratschlägen sowie eventuelle Druckfehler keine Haftung.

Das Buch bei GRIN: https://www.grin.com/document/1358848

THROMBOSEPROPHYLAXE

Inhaltsverzeichnis

Einleitung

Die Gesundheits- und Krankenpflegeschule ist eine sehr kleine Krankenpflegeschule mit 3 Kursen (Ober-, Mittel und Unterkurs) für die Gesundheits- und Krankenpflege. Das Lehrerteam besteht aus 6 Hauptamtlichen Mitarbeitern und wird durch qualifizierte nebenamtliche Dozenten unterschiedlicher Fachrichtungen ergänzt.

Die Kurse haben jeweils 2 Anwesenheitstage pro Woche in der Schule und 3 Anwesenheitstage in der Praxis und es wird nach Fächern unterrichtet.

Das Thema der Lehrprobe ist die Thromboseprophylaxe im Unterkurs der Gesundheits- und Krankenpflegeschüler, der zum 1.09.2018 begonnen hat.

Sachanalyse

Thema: Thromboseprophylaxe

Lerneinheit:

1. Definition Thrombose

Unter Thrombose ist eine Blutpfropfbildung innerhalb der Blutgefäße mit anschließender Zirkulationsbehinderung vorwiegend der venösen, aber auch der arteriellen Strohmbahnen zu verstehen. (vgl. Icare a, 2015, S.279) Rund 90 % aller Venenthrombosen entwickelt sich im Bereich der unteren Extremitäten (Phlebothrombose) (Bonner Venenstudie der Deutschen Gesellschaft für Phlebologie 2003). Ein Thrombus entsteht meist aus venösen Kleinstthromben, die an den Venenklappen entstehen und wachsen. Folge kann dann ein kompletter Verschluss der Vene sein. (vgl. Sander, Schneider, 2014, S. 6)

2. Physiologische Hämodynamik

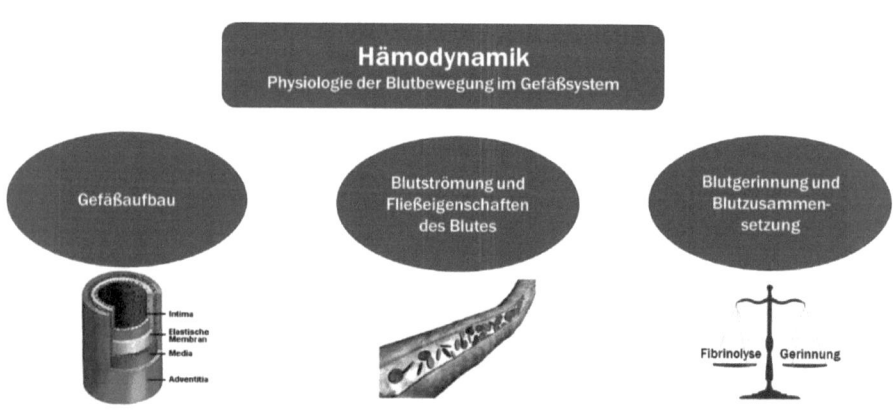

Unterrichtsentwurf zur Thromboseprophylaxe

Quelle: In Anlehnung an: Sander, Schneider 2014 S.5

Die Physiologische Blutbewegung im Gefäßsystem (Hämodynamik) wird maßgeblich von drei Faktorkomplexen bestimmt:

Gefäßaufbau

* Ein gesundes Venensystem ist dadurch gekennzeichnet, dass die Intima (Gefäßinnenwand) intakt ist und dafür sorgt, dass Thrombozyten und Gerinnungsfaktoren abgestoßen werden. Somit kommt es nicht zur Gefäßwandablagerung und Thrombose (vgl. Sander, Schneider, 2014, S. 5).

Blutströmung und Fließeigenschaften

* Der venöse Rückfluss zum Herzen wird hauptsächlich durch die rhythmische Herztätigkeit und die Muskelpumpe gewährleistet. Weitere Faktoren sind die Pumpwirkung der Atmung und die Viskosität (Zähflüssigkeit). Die Viskosität hängt vom Erythrozyten Anteil (Anteil der roten Blutkörperchen) ab (vgl. Sander, Schneider, 2014, S. 5).

Blutgerinnung und Blutzusammensetzung

* Normalerweise befindet sich die Fibrinolyse (Auflösung eines Fibringerinnsels) und die physiologisch ablaufende Gerinnung im Gleichgewicht (vgl. Sander, Schneider, 2014, S. 5).

3. **Virchow'sche Trias**

Zur Entstehung von Thrombose müssen verschiedene Faktoren zusammenkommen. Dies erkannte schon vor über 100 Jahren der Pathologe Rudolf Virchow. Daher wird der gestörte Mechanismus Virchow'sche Trias bezeichnet (vgl. Sander, Schneider, 2014, S. 5):

1. **Gefäßwandschädigung (Wandfaktor)**

* Entzündungen, Gefäßalterung und von außen einwirkende Prozesse, die zu Schäden, Rissen und anderen Veränderungen der Intima führen, tragen zur Veränderung der Gefäßwand bei. Durch die Schädigung wird der Abstoßungsprozess der Gefäßinnenwand und der Blutbestandteile gestört. Die Folge ist eine Ablagerung von Thrombozyten und dadurch zu einer Steigerung der Gerinnung (vgl. Sander, Schneider, 2014, S. 6).

2. **Blutströmungsverlangsamung (Kreislauffaktor)**

* Die Veränderung der Strömungsgeschwindigkeit ist maßgeblich von der Anzahl der Erythrozyten abhängig. D.h. je höher der zelluläre Anteil des Blutes (Also je mehr Erythrozyten), desto visköser (zähflüssiger) wird das Blut. Dadurch wird die Fließeigenschaft des Blutes herabgesetzt. Bei allen Immobilen Patienten liegt eine Verlangsamung des venösen Blutflusses vor (vgl. Sander, Schneider, 2014, S. 7).

3. Gerinnungsstörung (Blutfaktor)

- Die Veränderungen der Blutgerinnung kann verschiedene Ursachen haben. Beispielsweise kann die Fibrinkonzentration im Blut aufgrund von Entzündungen, Operationen, Sepsis (Blutvergiftung), Hypertonie (Bluthochdruck) oder auch Schwangerschaft erhöht sein. Weitere Ursachen können Mangel an Inhibitoren (gerinnungshemmenden Stoffen) sein. Beide Ursachenkomplexe führen zu einem Überwiegen der Gerinnungsfaktoren und somit zu einer gesteigerten Blutgerinnung (Hyperkoagulabilität) (vgl. Sander, Schneider, 2014, S. 7).

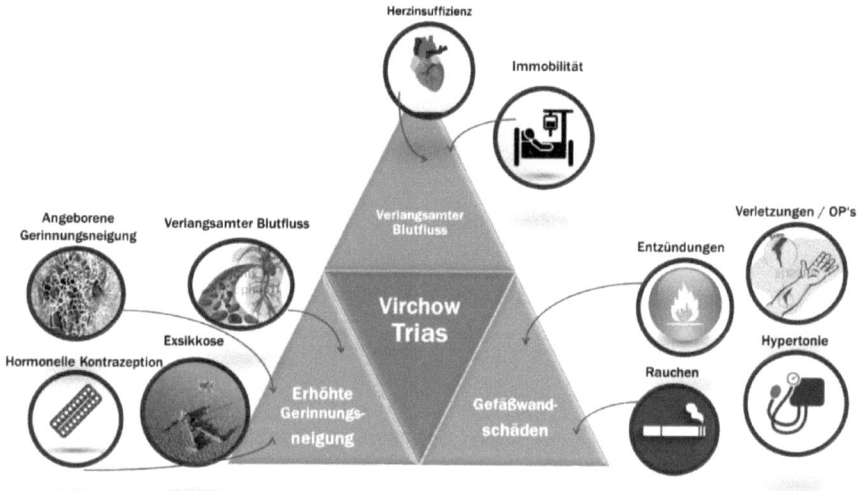

Quelle: In Anlehnung an ICare 2015 S. 419

4. Risikofaktoren

4.1 Expositionelle (akute) Risikofaktoren

Die expositionellen Risikofaktoren sind zeitlich begrenzt. Zu den Risikofaktoren zählen:

- **Operative Eingriffe/ Traumata und akute Erkrankungen**
  Durch die operationsbedingte Verletzung der Gefäße und des Gewebes wird in großen Mengen Gewebsthrombokinase freigesetzt, dadurch steigt die natürliche Gerinnungstendenz. Der Effekt der gesteigerten Gerinnungsneigung potenziert sich, wenn zum Unfalltrauma noch das Operationstrauma hinzukommt (vgl. ICare, 2015 S. 419).

- **Immobilität**
  Immobilität führt zum Wegfall der Muskelaktivität und dadurch ist der Blutfluss, vor

allem in den tiefen Beinvenen verlangsamt. Dies kann sogar zum Stillstand des Blutes führen (vgl. Sander, Schneider, 2014, S. 7).

4.2 Dispositionelle Risikofaktoren

- **Nikotin**

Führt zu einer Verengung der Gefäße. Dadurch vermindert sich der arterielle Zufluss des Blutes und folglich ist auch der venöse Rückfluss verlangsamt. Des Weiteren schädigen die Bestandteile des Rauchens die Gefäßwand und es wirkt aggregationsfördernd (vgl. Sander, Schneider, 2014, S. 35).

- **Tumore**

Tumore können zu einer Gefäßverengung führen und auch gerinnungsaktive Substanzen produzieren, die zu einer Hyperkoagulabilität (erhöhte Gerinnbarkeit des Blutes) beitragen (vgl. Sander, Schneider, 2014, S. 35). .

- **Erkrankungen**

Herz-und Kreislauferkrankungen wie z.B. eine Herzinsuffizienz führen zu einem verlangsamten venösen Blutfluss (vgl. Sander, Schneider, 2014, S. 35).

- **Postthrombotsiches** **Syndrom**

Das Postthrombotische Syndrom ist eine chronische Rückstauung der unteren Extremitäten (vgl. Sander, Schneider, 2014, S. 35).

- **Varikosis**

Bei einer Varikosis liegen umfangreiche Krampfadern vor, die ungleichmäßige Venenerweiterungen aufweisen. Meist ist auch ein struktureller Umbau der Venenwand vorzufinden. Durch die pathologische Ausweitung wird auch der Klappensatzring so weit gedehnt, dass die Klappen nicht mehr schließen. Es liegt also eine veränderte Blutströmung vor (vgl. Sander, Schneider, 2014, S. 35).

- **Alter**

Mit zunehmendem Alter nehmen physiologisch bedingt die Bindegewebsfasern auf Kosten der glatten Muskulatur zu, wodurch die Elastizität der Venenwände abnimmt. Dadurch ist dann der venöse Rückfluss vermindert (vgl. Sander, Schneider, 2014, S. 36).

- **Schwangerschaft**

Bei der Schwangerschaft gibt es zwei Risikofaktoren: Der vergrößerte Uterus drückt auf die tiefen Beckenvenen, so dass der venöse Rückfluss behindert ist. Außerdem kommt es aufgrund der Schwangerschaft zu einer allgemeinen Gefäßveränderung (vgl. Sander, Schneider, 2014, S. 36).

- **Fieber** **und** **starkes** **Schwitzen**

Vermehrte Schweißabsonderung ist ein Begleitsymptom bei Fieber. Wird dieser

Flüssigkeitsverlust nicht ausgeglichen, so kommt es zu einer Verminderung der Flüssigkeit im Extrazellulärraum. Dis führt zu einer Verdickung des Blutes, was wiederum einen negativen Einfluss auf die Fließeigenschaften hat (vgl. Sander, Schneider, 2014, S. 36).

- **Medikamente**
Hormonelle Kontrazeption (Pille) hat einen gesteigerten Einfluss auf die Gerinnung des Blutes (vgl. Sander, Schneider, 2014, S. 36). Diuretika (harntreibende Medikamente) konzentrieren das Blut und somit auch seine gerinnungsaktiven Bestandteile.

- **Adipositas**
Häufig liegt bei Übergewicht ein gestörter Fettstoffwechsel vor. Damit einher gehen Gefäßwandveränderungen. Außerdem neigen adipöse Patienten dazu sich wenig zu bewegen, was zu einer Einschränkung der Muskel-Venen-Pumpe und somit zu einer Verlangsamung des venösen Rückflusses führt (vgl. Sander, Schneider, 2014, S. 35).

- **Flüssigkeitszufuhr** und **Ernährung**
Folge einer negativen Flüssigkeitsbilanz (mehr Ausfuhr als Einfuhr) ist häufig eine Exsikkose (Austrocknung des Organismus). Dieser Flüssigkeitsmangel führt zu einem geringeren Blutvolumen, und es kommt zu einer Verlangsamung des venösen Rückflusses (vgl. Sander, Schneider, 2014, S. 37).

Einschätzung zur Thrombosegefährdung

Generell gilt zur Einschätzung: Je mehr Risikofaktoren, desto höher ist auch das Risiko!
Zur Unterstützung bei der Einschätzung gibt es verschiedene Assessment Instrumente, die bei der Einschätzung helfen. Die bekanntesten Thrombose-Assessmentinstrumente in Deutschland sind Frohwein- und Kümpels-Skala (Siehe Anhang).
Wichtig: Assessment Instrumente dienen zur Unterstützung und ersetzen nicht die pflegerische Anamnese (Koscielny et. al. 2001).

5. Maßnahmen zur Thromboseprophylaxe

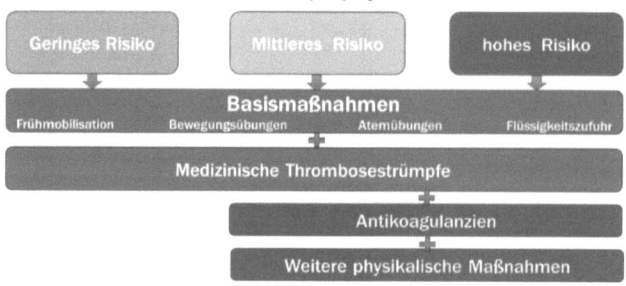

Unterrichtsentwurf zur Thromboseprophylaxe

1.1 Bewegungsübungen

Wirkung:

Durch Bewegungsübungen wird die Muskel-Venen-Pumpe aktiviert und dies führt zur Förderung des venösen Rückflusses.

Bewegungsübungen im Liegen:

- **Bettfahrrad** (aktiv)

  Führt zu einer großen Beschleunigung der venösen Strömungsgeschwindigkeit **Voraussetzung** für das aktive Bettfahrrad ist, dass der Patient keine Einschränkungen in der Beweglichkeit hat, über einen guten Muskelaufbau verfügt und keine Herz-Kreislauf-Beschwerden hat. Um das Bettfahrrad durchzuführen liegt der Klient auf dem Rücken, beugt die Knie und zieht die eingerollten Beine zum Oberkörper, so dass sich das Becken von der Auflagefläche abrollt. Die Arme werden auf die Ellenbogen gestützt und die Hände greifen von unten seitlich das angehobene Becken. Der Klient streckt vorsichtig ein Bein zur Zimmerdecke und beginnt mit den fahrradfahrähnlichen Tretbewegungen durch Anziehen und Ausstrecken der Beine im Wechsel (vgl. Sander, Schneider, 2014, S. 11).

- **Bettfahrrad passiv (mit unterstützender maschineller Hilfe)**

  Das Bettfahrrad wird mittels einer Schraubzwinge am Bett befestigt und die Pedale sollten bei etwa 20°C Anhebung der Beine Betätigt werden. Es sollte alle 4-5 Min eine Pause von 60 Sekunden eingelegt werden und die Übung sollte 3 Mal täglich wiederholt werden (vgl. Sander, Schneider, 2014, S. 11).

- **Fußsohlendruckbeutel**

  Der Beutel besteht aus zwei Kammern, die untereinander verbunden sind. Die Hälfte des Systems ist mit Luft gefüllt. Das System wird am Bettende angebracht und der Patient betätigt mit den Füßen abwechselnd ein Beutel (vgl. Sander, Schneider, 2014, S. 12). Fußsolenbeutel können leicht selber gefertigt werden.

5.2 Atemübungen

Wirkung:

Durch Atemübungen wird eine Förderung der venösen Rückstromgeschwindigkeit erreicht. Dabei verstärkt Heben und Senken des Zwerchfells bei vertiefter Atmung als Druck-Saugpumpe (vgl. Sander, Schneider, 2014, S. 13).

- Kontaktatmung

  Auflegen der Hände an unterschiedlichen Regionen des Brustkorbs oder des Bauchraums wird ein Wiederstand vermittelt, gegen den der Patient atmen soll. Dieses

„Wegatmen" des Wiederstands ist nur dann möglich, wenn vertieft in die Region, auf die Druck einwirkt, eingeatmet wird. In der Ausatmung wird der Druck der aufliegenden Hände leicht verstärkt, wodurch die Ausatmung verstärkt wird.

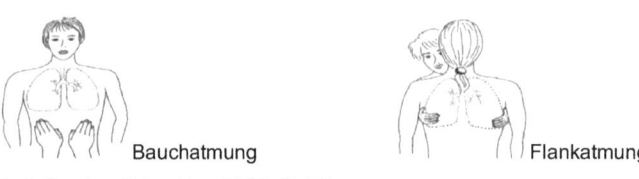

Bauchatmung   Flankatmung
(vgl. Sander, Schneider, 2014, S. 13)

5.3 Flüssigkeitszufuhr

Wirkung:

Wassermangel und Wasserüberschuss beeinflussen sowohl den Venendruck als auch die Plasmaosmolarität (Konzentration der osmotisch wirksamen Teilchen z.B. Elektrolyte). Physiologisch halten sich Wasserzufuhr und Wasserausfuhr in der Waage. Die empfohlene Aufnahme für einen erwachsenen Menschen liegt bei 2,5 - 3l Tägl.. Diese werden überwiegend über Getränke und feste Nahrung zu sich genommen. Die Wasserabgabe erfolgt über Harnprodukte (Urin), Haut (Schweiß) und Lunge (Atmung) (vgl. Sander K., Schneider K. 2012 S. 39)

5.4 Medizinische Thrombosestrümpfe (MTS)

Wirkung:

Die Wirkung wird durch Druck des Strumpfes auf die oberflächlichen Venen erreicht. Das Lumen wird verkleinert und die Fließgesschwindigkeit in den Venen steigt um bis zu 100%. Um eine Wirkung zu erreichen muss der Druck von distal (herzfern) nach proximal (herznah) kontinuierlich abnehmen. Die Medizinischen Thrombosestrümpfe erzielen aufgrund ihres relativ geringen Drucks **nur** im **liegen** ihre Wirkung (vgl. Sander, Schneider, 2014, S. 18).

Kontraindikationen (vgl. ICare, 2015 S. 422):

- Arterielle Durchblutungsstörung ➡ kann eine Mangeldurchblutung verstärken
- Rechtsherzinsuffizienz ➡ kann zu Überlastung des Herzens führen
- Hauterkrankungen an den unteren Extremitäten (z.B. Ekzem) ➡ kann die Schädigung verstärken
- Beinödeme ➡ Druck reicht nicht aus und es kommt zu Einschnürungen
- Allergische Hautreaktion ➡ bei Materialunverträglichkeit

(Vgl. DIN pr EN 12719, 2001)

Auswahl der richtigen Strümpfe:

Das Ausmessen des Strumpfes sollte zu einem Zeitpunkt stattfinden, wo die Beine nicht Ödembelastet sind (morgens oder nach einem Kompressionsverband). Der Fuß sollte dabei im 90°C Winkel stehen und die Wadenmuskulatur sollte entspannt sein. Das Maßband liegt eng an und die Messstellen sind vom Hersteller vorgegeben (vgl. Sander, Schneider, 2014, S. 19).

Unterschied Medizinische Kompressionsstrümpfe/ Medizinische Thromboseprophylaxestrümpfe und Stützstrümpfe

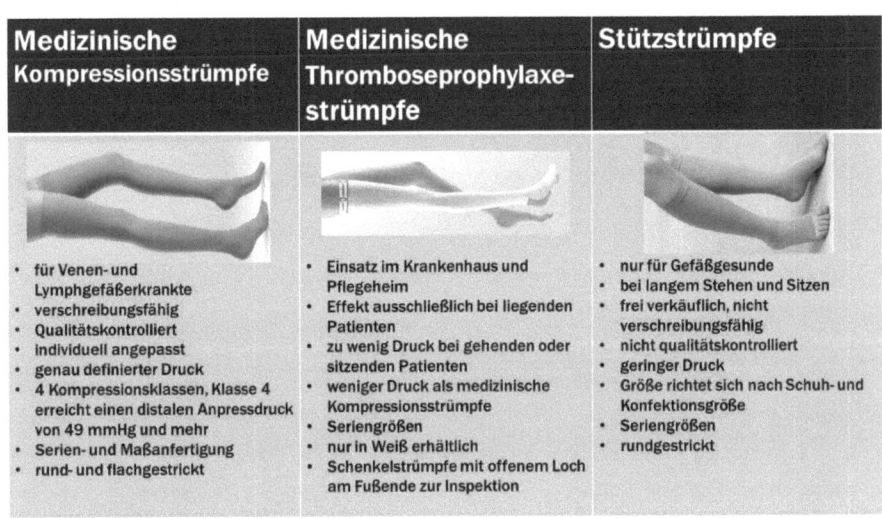

Medizinische Kompressionsstrümpfe	Medizinische Thromboseprophylaxe-strümpfe	Stützstrümpfe
• für Venen- und Lymphgefäßerkrankte • verschreibungsfähig • Qualitätskontrolliert • individuell angepasst • genau definierter Druck • 4 Kompressionsklassen, Klasse 4 erreicht einen distalen Anpressdruck von 49 mmHg und mehr • Serien- und Maßanfertigung • rund- und flachgestrickt	• Einsatz im Krankenhaus und Pflegeheim • Effekt ausschließlich bei liegenden Patienten • zu wenig Druck bei gehenden oder sitzenden Patienten • weniger Druck als medizinische Kompressionsstrümpfe • Seriengrößen • nur in Weiß erhältlich • Schenkelstrümpfe mit offenem Loch am Fußende zur Inspektion	• nur für Gefäßgesunde • bei langem Stehen und Sitzen • frei verkäuflich, nicht verschreibungsfähig • nicht qualitätskontrolliert • geringer Druck • Größe richtet sich nach Schuh- und Konfektionsgröße • Seriengrößen • rundgestrickt

(in Anlehnung an ICare, 2015 S. 422)

Thrombosestrümpfe anziehen

Siehe Anhang

5.5 Kompressionsverbände

Wirkung:

Die Wirkung ist ähnlich wie beim Medizinischen Thromboseprophylaxestrumpf (Siehe MTS). Außerdem erzeugt der Kompressionsverband ein festes Wiederlager (höherer Druck als beim MTS) für die Beinmuskulatur, so dass die Muskeln ihre Pumpwirkung besser wahrnehmen können (vgl. Sander, Schneider, 2014, S. 23).

Kontraindikation

Siehe Medizinische Thromboseprophylaxestrumpf

Anlegen eines Kompressionsverbands

Grundregeln	Begründung
Knochenvorsprünge mit Watte Polstern	Druckstellen vermeiden
Es wird immer von distal(herzfern) begonnen und nach proximal (herznah) fortgeführt	Fördert den venösen Rückfluss
Bindenanfang mit 2 Kreistouren beginnen	Fixierung ermöglicht einen guten Anzug bei der weiteren Wickeltechnik
Binderolle immer unmittelbar auf der Haut führen und nicht vom Körper wegziehen	Es werden Einschnürungen und Falten vermieden
Bindekopf mit der ganzen Hand führen Gleichmäßigen Anzug auf gesamte Bindenbreite ausüben Binde nie bis zum Maximum ausdehnen	Vermeidung von Schrägführung Und Schnürfurchen
Die Haut gänzlich bedecken	Einschnürungen und Ödeme werden vermieden

In Anlehnung an (vgl. Sander, Schneider, 2014, S. 24)

Arbeitsschritte zum Anlegen eines Kompressionsverbands

Siehe Anhang

5.7 Antikoagulanzien (Gerinnungshemmer)

Wirkung

Das sogenannten Antitrombin hemmt die Bildung von Blutgerinnseln und kann sogar schon bestehende Gerinnsel auflösen (Fibrenolyseaktivator). Heparin beispielsweise wirkt als Aktivator des körpereigenen Antithrombin III und löst damit eine physiologische Fibrinolyse aus (vgl. Sander, Schneider, 2014, S. 30).

Heparin ist das wichtigste und häufigste medikamentöse Maßnahmen in der Antithrombosebehandlung (vgl. Sander, Schneider, 2014, S. 30).

- Zur Thromboseprophylaxe kommt in der Regel eine low Dose Hepariniserung zum Einsatz, da diese eine gute Wirkung erzielt bei relativ geringen Risiken (vgl. Sander, Schneider, 2014, S. 30).

Nebenwirkungen

Bei Überdosierung kann es zu Spontanblutungen in allen Organen kommen, so dass es im schlimmsten Fall zu einer Hirnblutung kommt. Außerdem kann es zu einer Erhöhung der Leberwerte und zu einem blutzuckeranstieg kommen (vgl. Sander, Schneider, 2014, S. 30).

5.8 Weitere physikalische Maßnahmen

Für die weiteren physikalischen Maßnehmen ist eine ärztliche Anordnung erforderlich!

Wirkung:

Beide Systeme sind elektronische Bein- bzw. Fußmanschetten, die durch passive Bewegung am Bein bzw. Fuß den venösen Rückstrom zum Herzen fördern. Die Luftkammern erreichen einen Anpressdruck von bis zu 45 mmHg (vgl. ICare, 2015 S. 422)..

- **Intermetierende pneumatische Kompression**

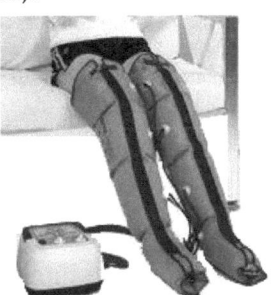

Kontraindikation:

Das System darf nicht angewendet werden bei dekompensierter Herzinsuffizienz, ausgedehnten Entzündungsreaktionen (Phlebitis, Erysipel), Traumen, Neuropathien und einem schweren nicht einstellbaren Hypertonus (vgl. ICare, 2015 S. 422).

- **A-V-Impulssystem**

Kontraindikation:

Das System darf nicht angewendet werden bei dekompensierter Herzinsuffizienz, ausgedehnten Entzündungsreaktionen (Phlebitis, Erysipel), Traumen, Neuropathien und einem schweren nicht einstellbaren Hypertonus (vgl. ICare, 2015 S. 422).

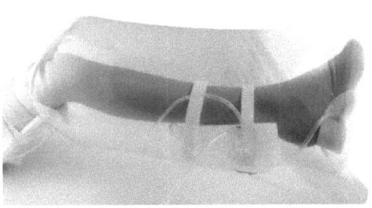

5.9 (Ausstreichen der Beinvenen)

Umstrittene Maßnahme, da es häufig zu der Komplikation gekommen ist, dass sich ein Thrombus löst. Es ist jedoch laut Leitlinien nicht verboten diese Maßnahme durchzuführen.

Wirkung:

Durch den festen Druck der Handflächen auf das Bein werden die oberflächlich liegenden Venen komprimiert. Das venöse Blut wird durch die kurzzeitige Einengung des Venenlumens schwallartig weiterbefördert. Das venöse Blut wird von den oberflächlichen Venen in die tiefen Venen gedrückt und venöse Rückfluss wird kurzfristig verdreifacht (vgl. Sander, Schneider, 2014, S. 16).

Literaturangaben:

Bonner Venenstudie der Deutschen Gesellschaft für Phlebologie (2003) –
Epidemiologische Untersuchung zur Frage der Häufigkeit und Ausprägung von chronischen
Venenkrankheiten in der städtischen und ländlichen Wohnbevölkerung, in: Phlebologie
1/2003

ICare (2015): Pflege, Georg Thieme Verlag KG, Stuttgart

ICare a (2015): Krankheitslehre, Georg Thieme Verlag KG, Stuttgart

DIN pr EN 12719 (2001) : Medizinische prophylaktische Antithrombosestrümpfe, Vornorm,
Deutsche Fassung ENV 12719:2001, Beuth Verlag GmbH.

Koscielny J., Latza R., Baumann-Baretti B., Kiesewetter H. (2001): Aktuelles zur
Thromboseprophylaxe; in: Vascular care 1/2001.

Sander K., Schneider K. (2014): Thromboseprophylaxe, Grundlagen der Pflege für Aus- Fort-
und Weiterbildung, Prodos, H 2

Sander K., Schneider K. (2012): Arbeitsvorschläge mit Erwartungshorizont sowie Arbeits-
und Infoblättern zum Thema Thromboseprophylaxe In: Unterricht Pflege H 2 Jhg: 17

*Die Literatur erscheint zwar insgesamt sehr alt, ich habe jedoch nichts neueres und
relevanteres für den **Grundlagen Pflegeunterricht** gefunden. Außerdem wird die Literatur
auch noch in neueren Studien zitiert und nicht wiederlegt. ICare wurde benutzt, da es lt.
Vorgaben der Schule die Primärliteratur der Schule ist.*

Unterrichtsentwurf zur Thromboseprophylaxe

Bedingungsanalyse

1. Information zur Lerngruppe

Der Ausbildungsjahrgang hat am 1.09.2018 begonnen. Die Auszubildenden befinden sich seit dem 12.11.2018 im zweiten Theorieblock. Vorrangegangen ist ein Theorieblock von 6 Wochen und ein berufspraktischer Einsatz von 4 Wochen.

Der Kurs besteht aus 24 Auszubildenden im Alter von 17 bis 29 Jahren. 23 Auszubildende haben mit dieser Ausbildung ihre erste berufliche Ausbildung begonnen, eine Auszubildende hat bereits eine Ausbildung zuvor abgeschlossen (Zahnarzthelferin). Von 24 Auszubildenden sind 10 männlich und 14 weiblich.

Als schulische Ausbildung haben 12 einen Realschulabschluss, 4 ein Fachabitur, 7 ein Abitur und 1 einen Hauptschulabschluss. Vorwissen in anderen Berufen hat nur eine Auszubildende. Alle Auszubildenden haben jedoch ein Vorpraktikum in verschiedenen Pflegeeinrichtungen/ Krankenhäusern und Altenpflegeeinrichtungen absolviert. 6 Auszubildende haben ein freiwilliges soziales Jahr oder vergleichbares absolviert.

Es gibt insgesamt 6 Auszubildende mit Migrationshintergrund. Davon kommen zwei aus Afghanistan eine Auszubildende aus Kenia ein Auszubildender aus Albanien und ein Auszubildender aus Kamerun. Die Sprachkenntnisse sind bei 4 Auszubildenden auf einem sehr guten Niveau. 2 Auszubildende befinden sich auf B1 Niveau und benötigen hin und wieder nähere Erläuterungen.

Die Gruppe harmoniert laut Klassenlehrerin bis jetzt sehr gut. Sie unterstützen sich gegenseitig, dabei zeigen sich die Leistungsstarken eine sehr hohe soziale Kompetenz gegenüber den Leistungsschwächeren. Die Klasse ist sehr diszipliniert und motiviert, was sich auch an den Leistungen in den ersten Monaten der Ausbildung wiederspiegelt.

Den Auszubildenden ist überwiegend Frontalunterricht und Gruppenarbeit in verschiedenen Formen bekannt. Außerdem kennen sie Diskussionsrunden und verschiedene Präsentationsformen. Fallarbeit, wie ich es im Unterricht geplant habe, ist den Auszubildenden noch nicht bekannt.

2. Curriculare Eingebundenheit und mögliche Vorgaben der Schule

Die geplanten Stunden mit dem Thema „Thromboseprophylaxe" findet im Rahmen der Unterrichtsreihe zum übergeordneten Thema „Sich bewegen" statt.

Dieses Thema findet man in den Ausbildungsrichtlinien für Staatlich anerkannte Kranken- und Kinderkrankenpflegeschulen in NRW unter Lerneinheit I.3: Sich bewegen.

Die Stundenempfehlung für die gesamte Lerneinheit beträgt 58 Stunden, davon sollten 48 Stunden Pflege und 10 Stunden Naturwissenschaft betragen. Für die

Thromboseprophylaxe unterrichte ich 4 Doppelstunden in der die theoretischen, sowie auch die praktischen Inhalte vermittelt werden. In der vorliegenden Unterrichtsstunde werden die Maßnahmen zur Thromboseprophylaxe bearbeitet (praktisch und theoretisch).

In den vorherigen Stunden wurde bereits die Thrombose, die physiologische Hämodynamik, der Virchow'sche Trias, die Risikofaktoren und die Einschätzung des Thromboserisikos bearbeitet. (ebenfalls von mir selber)

Die Reihenfolge erachte ich als sinnvoll, da die Grundlagen vorhanden sein sollten, wie eine Thrombose entsteht und was die Risikofaktoren sind. Mithilfe dieser Grundlagen kann man sich Maßnahmen ableiten und begründen. Da die Schüler auch schon erste Kenntnisse über die Risikoeinschätzung von Thrombose mittels verschiedenen Assessment Instrumenten gesammelt haben, können die Maßnahmen entsprechend des Risikos ausgeführt werden.

3. Rahmenbedingungen der Schule

Die LVR Gesundheits- und Krankenpflegeschule Wilhelm-Griesinger-Schule besteht seit dem Jahr 1977 und ist eine sehr kleine Krankenpflegeschule mit 3 Kursen (Ober-, Mittel und Unterkurs) für die Gesundheits- und Krankenpflege.

Der Unterricht findet im eigenen Klassenraum statt. Jede Klasse hat einen Unterrichtsraum.

Die Tische der Auszubildenden sind u-förmig mit 4 Innentischen angeordnet. Im Raum befindet sich eine Tafel, ein Beamer, eine Pinnwand und ein Overheadprojektor. Diese Medien können jederzeit im Unterricht eingesetzt werden.

Die Krankenpflegeschule verfügt über einen kleinen „Skills Lap" Raum, in dem alle Materialien für einen Kompressionsverband sowie medizinische Thrombosestrümpfe inklusive passendem Maßband vorhanden sind. Zusätzlich verfügt die Schule über eine Bibliothek in der weiterführenden Literatur zur Thromboseprophylaxe vorhanden ist, sowie einen Internetzugang. Auf diese vertiefenden Informationsquellen sind die Schüler während der Unterrichtsreihe immer wieder hingewiesen worden.

Als Lehrbuch erhalten die Schüler am Anfang der Ausbildung mehrere pflegerelevante Nachschlagewerke, die unter anderem auch zur Unterrichtsvorbereitung genutzt wurden. Es handelt sich um ICare Pflege, Krankheitslehre und Anatomie Physiologie aus dem Jahr 2015. In dem vorliegenden Buch befassen sich die Seiten 419-423 mit der Thromboseprophylaxe. Die dort gemachten Ausführungen sind für das Verständnis der Unterrichtsinhalte ausreichend, jedoch nach meinem Verständnis nicht vollständig, daher erhalten die Schüler im Anschluss an die Unterrichtsreihe ein Handout, dass über die Ausführungen im ICare hinausgeht.

4. Lehrvoraussetzungen

4.1. Persönliche Voraussetzungen

Im Rahmen meines Praktikums im 3 Semester bin ich bereits 2 Wochen im August in der Wilhelm-Griesinger-Schule als Praktikant zu Gast gewesen. Zu diesem Zeitpunkt war der zu unterrichtende Kurs jedoch noch nicht da. Ich habe mich jedoch mit den Räumlichkeiten und den Lehrenden bekannt gemacht und mehrmals in verschiedenen Kursen hospitiert.

Jetzt (November 2018) bin ich bereits das zweite Mal als Praktikant in der Wilhelm-Griesinger-Schule zu Gast und habe nun auch den Unterkurs kennengelernt. In der letzten Woche habe ich zunächst einmal in dem Kurs hospitiert und anschließend die 2 vorrangehenden Unterrichtseinheiten zum Thema Thromboseprophylaxe unterrichtet. Die Schüler zeigen sich mir gegenüber offen und zugewandt, so dass ich schnell Zugang zu den Schülern hatte und ein freundlicher Umgangston herrscht.

Ich habe auf meiner Arbeitsstelle (Gesundheits- und Krankenpflegeschule Bedburg-Hau) ähnliche Unterrichtseinheiten gestaltet und unterrichtet. Ich mache jedoch immer wieder neue Erfahrungen und entdecke neue Problemstellungen, die Kursabhängig auftauchen. Diese Erfahrungen versuche ich zu berücksichtigen und meine Unterrichtsplanung darauf auszurichten.

4.2. Thematische Voraussetzungen

Da ich die Prophylaxen als einer der Kernaufgaben der Gesundheits- und Krankenpflege sehe, habe ich mich gerne vertieft mit dem Thema auseinandergesetzt. Des Weiteren bietet das Thema zahlreiche Möglichkeiten die Schüler nicht nur theoretisch, sondern auch praktisch mit in den Unterricht einzubeziehen. Ich möchte den Schülern in diesem Unterricht eine enge Theorie-Praxis-Verbindung vermitteln.

Die Inhalte des Themas sind mir aus meiner eigenen Ausbildung, sowie auch aus der aktuellen Arbeit als Schulassistent in der LVR-Klinik Bedburg-Hau bekannt und vertraut. Weiterführend wurden über die Schullektüren hinaus Quellen hinzugezogen, um ein breiteres Wissen aufzustellen. Am Ende fand ein kollegialer Austausch zu theoretischen und praktischen Anteilen des Unterrichts mit Kollegen aus der Gesundheits- und Krankenpflegeschule Bedburg-Hau, sowie mit Kollegen der Wilhelm-Griesinger-Schule statt.

Lernziele in Form von Kompetenzangaben

Hauptkompetenzen

- Die Auszubildenden sind in der Lage Maßnahmen zur Thromboseprophylaxe entsprechend der Risikogefährdung der Patienten zuzuordnen**.

- Die Auszubildenden sind in der Lage aktive und Bewegungsübungen zur Thromboseprophylaxe anzuleiten und durchzuführen**.
- Die Auszubildenden sind in der Lage Atemübungen zur Thromboseprophylaxe durchzuführen**.
- Die Auszubildenden verstehen*, dass die Flüssigkeitszufuhr eine wichtige Rolle bei der Thromboseprophylaxe einnimmt.
- Die Auszubildenden kennen* die Wirkungsweise der medizinischen Thrombosestrümpfe, können diese im Pflegealltag adäquat zuteilen** und sind in der Lage diese auszumessen*°.
- Die Auszubildenden kennen* den Unterschied zwischen medizinischen Thrombosestrümpfen und medizinischen Kompressionsstrümpfen.
- Die Auszubildenden wissen* was ein Kompressionsverband ist und wie sie ihn anlegen°°.
- Die Auszubildenden wissen* was Antikoagulantien sind und kennen* die wichtigsten Wirkungen und Nebenwirkungen dieser.

Teilkompetenzen

- Methodenkompetenz
  - Die Auszubildenden verhindern** die Komplikation einer Thrombose.
- Personalkompetenz
  - Die Auszubildenden entwickeln*** ein Verständnis der Wichtigkeit der Thromboseprophylaxe.
- Sozial- kommunikative Kompetenz
  - Die Auszubildenden planen** die Thromboseprophylaxe im mulitiprofessioneller Zusammenarbeit mit Ärzten und weiteren Berufsgruppen.

Zeit	Unterrichtsphase Teilkompetenz	Unterrichtsinhalt	Methoden	Materialien / Medien
5 Min.	Einstieg	Stundeneröffnung mit Begrüßung	Lehrervortrag	
15 Min.	Einstieg	Warming Up: Thema Thromboseprophylaxe Schüler schreiben auf was ihnen zum Thema einfällt und dies wird an die Pinnwand gepinnt	Mind Map	Pinnwand Stifte und Blätter
5 Min.	Einstieg/ Beginn des Vortrags	Der Lehrende gibt eine Orientierung und einen Überblick über die Inhalte der Stunden	Lehrvortrag mit Hilfe von Powerpoint	Powerpoint-Präsentation Beamer Laptop
15 Min.	Aufgabenstellung Erarbeitung	Wissensvermittlung Krankheitsbild Thrombose (Definition, Ursache)	Lehrvortrag mit Hilfe von Powerpoint	Powerpoint-Präsentation Beamer Laptop
5 Min		Video Entstehung einer Tiefe Beinvenenthrombose	Video	Beamer Video Laptop
10 Min	Wissensvermittlung	Physiologische Hämodynamik	Lehrvortrag mit Hilfe von Powerpoint	Powerpoint-Präsentation Beamer Laptop

Unterrichtsentwurf zur Thromboseprophylaxe

Zeit	Phase	Inhalt	Methode	Medien
10 Min	Wissensvermittlung	Virvhow Trias und Risikofaktoren	Lehrvortrag mit Hilfe von Powerpoint	Powerpoint-Präsentation Beamer Laptop
10 Min.	Wissensvermittlung	Einschätzung des Thrombosersikos	Lehrvortrag mit Hilfe von Powerpoint	Powerpoint-Präsentation Beamer Laptop
20 Min.	Zusammenfassung/ Sicherung	Fallbeispiel (3 Fälle): Einschätzung des Risikos / Grafik Virchow-Trias (vervollständigen)	Partnerarbeit Besprechung im Plenum	Fälle Pinnwand um die Ergebnisse zu visualisieren
10 Min.	Einstieg / Wissensabfrage	Zusammenfassung der Inhalte der Letzten Stunde	Lehrergespräch	Tafel zur Visualisierung
5 Min.		Zuteilung der Maßnahmen zu den verschiedenen Risikofaktoren	Lehrvortrag mit Hilfe von Powerpoint	Powerpoint-Präsentation Beamer Laptop
10 Min.		Aktive und passive Bewegungsübungen + Video zur Muskel-Venen-Pumpe	Lehrvortrag mit Hilfe von Powerpoint	Powerpoint-Präsentation Beamer Laptop Video Muskel-Venen- Pumpe
10 Min.		Atemübungen + Video Atmung	Lehrvortrag mit Hilfe von Powerpoint	Powerpoint-Präsentation Beamer Laptop

Unterrichtsentwurf zur Thromboseprophylaxe

Zeit	Phase	Inhalt	Methode	Medien
5 Min.		Flüssigkeitszufuhr	Lehrvortrag mit Hilfe von Powerpoint	Powerpoint-Präsentation Beamer Laptop
15 Min.		Medizinische Thrombosestrümpfe und Unterschiede zu Kompressionsstrümpfen (Visualisierung)		
20 Min	Praktische Sicherung	Praktische Übungen Durchführung der Bewegungsübungen MTS ausmessen und anziehen. Unterstützend dient ein Anleitungsblatt. Außerdem stehen zwei Ansprechpartner zur Verfügung.	Praktische Übungen	Demoraum Maßband MTS Bett Arbeitsblatt Weiterer Kollege
15 Min	Zusammenfassung/ Sicherung	Zuteilung der bisher erlernten Maßnahmen zu den bekannten Fällen aus der ersten Stunde (Risikoeinschätzung ist vorrangegangen)	Partnerarbeit Besprechung im Plenum	Fälle Pinnwand um die Ergebnisse zu visualisieren
5 Min	Einstieg	Wissensabfrage zu den erarbeiteten Maßnahmen	Lehrergespräch	Tafel zur Visualisierung
10 Min		Wirkung / Unterschiede und Durchführung von Kompressionsverbänden	Lehrvortrag mit Hilfe von Powerpoint	Powerpoint-Präsentation Beamer Laptop

Unterrichtsentwurf zur Thromboseprophylaxe

Zeit	Phase	Inhalt	Sozialform	Medien
20 Min	Praktische Sicherung	Praktische Übung Durchführen eines Kompressionsverbands Als Unterstützung dient ein Arbeitsblatt	Partnerarbeit	Demoraum Lang- und Kurzzugbinden Arbeitsblatt Weiterer Kollege
10 Min		Wissensvermittlung zur Antikoagulation bei der Thromboseprophylaxe		
5 Min.		Ausstreichen der Venen Wirkung Durchführung und Hinweis auf verschiedene Meinungen bezüglich dieser Maßnahmen	Lehrvortrag mit Hilfe von Powerpoint	Powerpoint-Präsentation Beamer Laptop
5 Min.		Weitere physikalische Maßnahmen	Lehrvortrag mit Hilfe von Powerpoint	Powerpoint-Präsentation Beamer Laptop
10 Min.	Zusammenfassung/ Sicherung	Aufgreifen des Fallbeispiels Weiteren Maßnahmen auf die Fälle verteilen	Einzelerarbeitung Besprechung im Plenum	Fallbeispiel Pinnwand
25 Min.	Sicherung	Kahoot Oder Jaepady	Spiel zur Wissensvertiefung	Programm Laptop Beamer Handys der Schüler

Aufbau des Unterrichts
Thromboseprophylachse

1. Definition Thrombose
2. Physiologische Hämodynamik
3. Virchow Trias
4. Einschätzung des Thromboserisikos
5. Fallarbeit (1)
6. Basismaßnahmen
7. Medizinische Thrombosestrümpfe
8. Praktische Übungen (1)
9. Fallarbeit (2)
10. Kompressionsverbände
11. Praktische Übungen (2)
12. Antikoagulation
13. Physikalische Maßnahmen
14. Fallarbeit (3)
15. Abschluss ⇒ Quiz Time

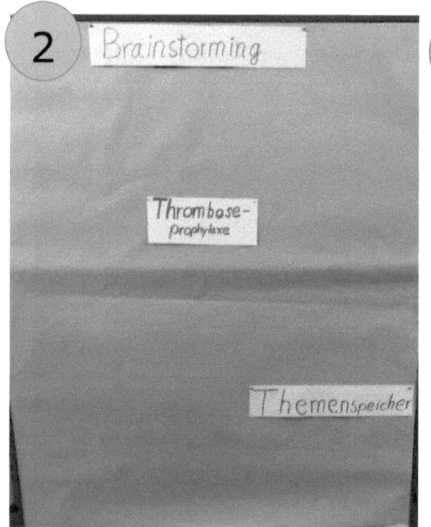

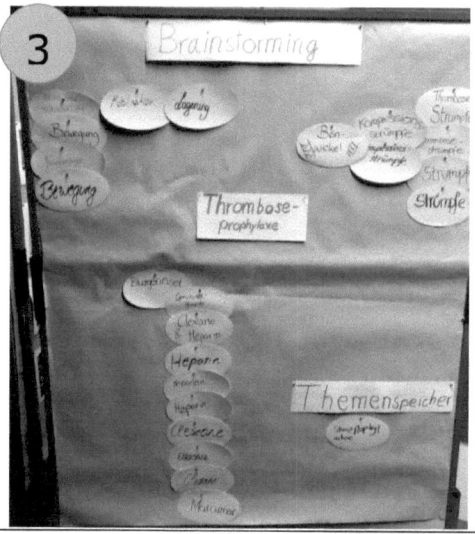

Wurde nach der ersten Doppelstunde geclustert

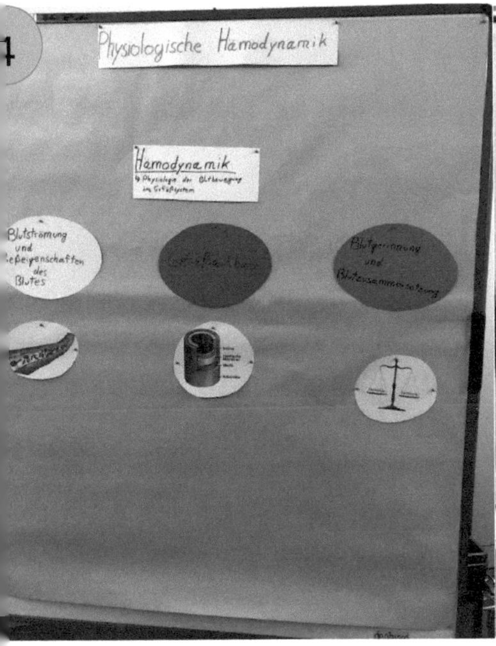

1 Physiologische Hämodynamik

Hämodynamik
Physiologie der Blutbewegung im Gefäßsystem

Blutströmung und Fließeigenschaften des Blutes

Blutgerinnung und Blutzusammensetzung

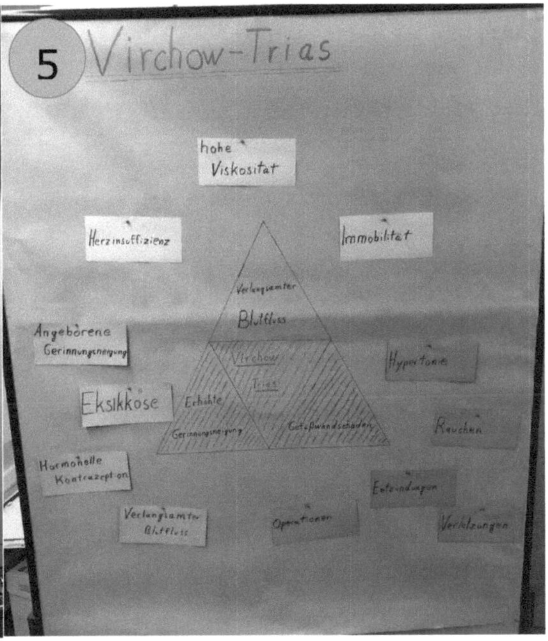

5 Virchow-Trias

hohe Viskosität

Herzinsuffizienz

Immobilität

Verlangsamter Blutfluss

Angeborene Gerinnungsneigung

Virchow Trias

Hypertonie

Eksikkose

Erhöhte Gerinnungsneigung

Gefäßwandschaden

Rauchen

Hormonelle Kontrazeption

Entzündungen

Verlangsamter Blutfluss

Operationen

Verletzungen

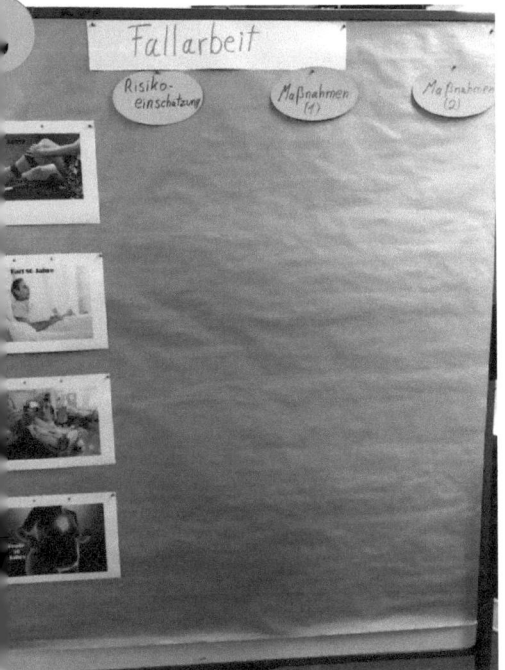

Fallarbeit

Risiko-einschätzung · Maßnahmen (1) · Maßnahmen (2)

Frowein-TVT-Score
Einschätzung des Thromboserisikos (nach Frowein 1997)

7

Risikofaktoren	Kategorie	P	Kategorie	P	Kategorie	P
Gefäßwandschädigung						
Varikosis	nein	0	leicht	1	stark	4
frühe Thrombose/Lungenembolie	nein	0	ja	4		
AVK	nein	0	Stadium I – IIa	2	Stadium IIb –IV	4
Alter	40	1	>60	2	>70	3
Hämodynamik						
Mobilität	mobil	0	teilmobil (bis ca. 12 Std./Tag)	2	immobil (länger als 72 Std. ununterbrochen)	4
Lähmungen	nein	0	Querschnittlähmung Halbseitenlähmung	3		
Frakturen	nein	0	Unterschenkel	2	Oberschenkel	7
Stützverband	nein	0	Gehgips	3	Liegegips	7
Herzinsuffizienz	nein	0	Stadium I – III	3	Stadium IV	6
Myokardinfarkt	nein	0	ja	4		
Schwangerschaft	nein	0	ja	1		
postpartal	nein	0	ja	1		
Übergewicht	nein	0	>15% (nach Broca)	2	>20% (nach Broca)	2
Blutzusammensetzung						
schwere Entzündung	nein	0	ja	7		
Sepsis	nein	0	ja	7		
maligner Tumor	nein	0	ja	7		
Operation	kleine Eingriffe < 30 Minuten	1	Allgemeinchirurg. OP > 30 Minuten	3	Malignom-OP, große urol., gyn. u. orthopäd. Eingriffe > 30 Minuten	7
schwere Verletzungen	nein	0	ja	7		
orale Kontrazeption	nein	0	ja	2		
Rauchen	nein	0	ja	2		
Punkte	**Thromboserisiko**		◀ Spaltensumme		◀ Spaltensumme	◀
0	keines					
1 – 3	gering					
4 – 6	mittel		Gesamtsumme:		Thromboserisiko:	
7 – maximal	hoch					

Georg Thieme Verlag, Stuttgart. Thiemes Pflege, 11. Auflage · 2009

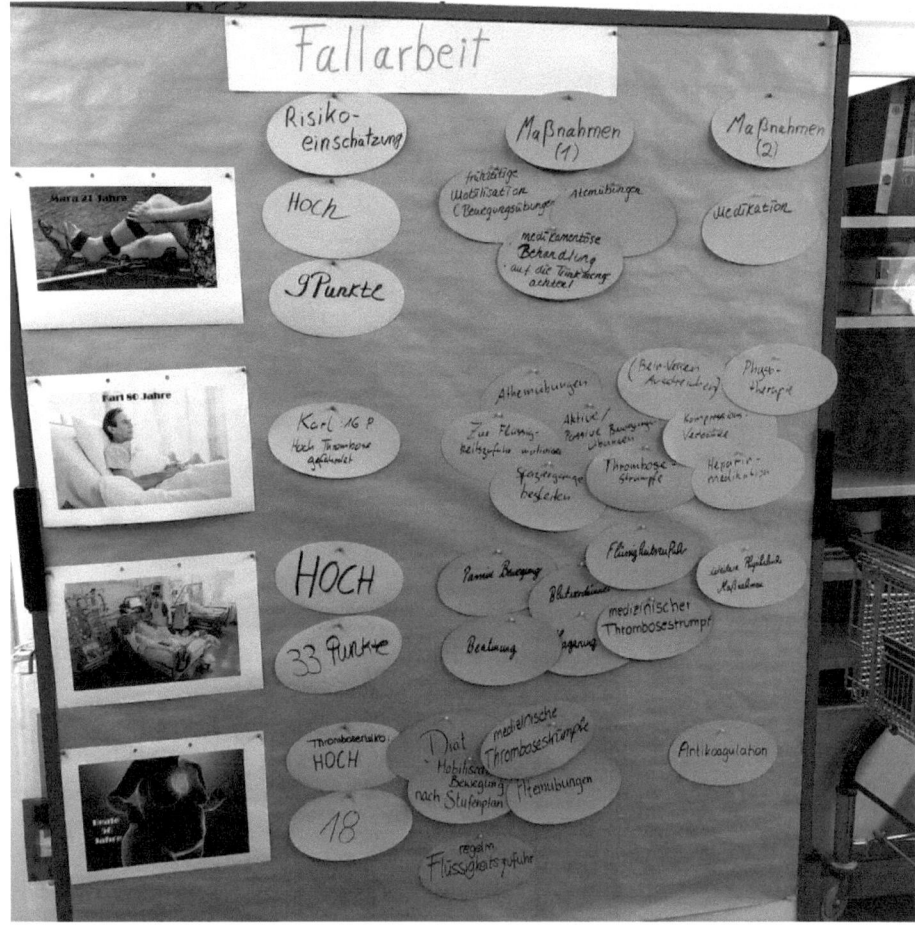

Anmerkung der Redaktion: Die Abbildungen wurden aus urheberrechtlichen Gründen entfernt.

Arbeitsblätter und Fallausschnitte:

Arbeitsauftrag

1. Vervollständigen Sie die Grafik und teilen Sie die ursächlichen Faktoren in expositionellen und dispositionellen Risikofaktoren ein. Sammeln Sie zusätzlich weitere Risikofaktoren.

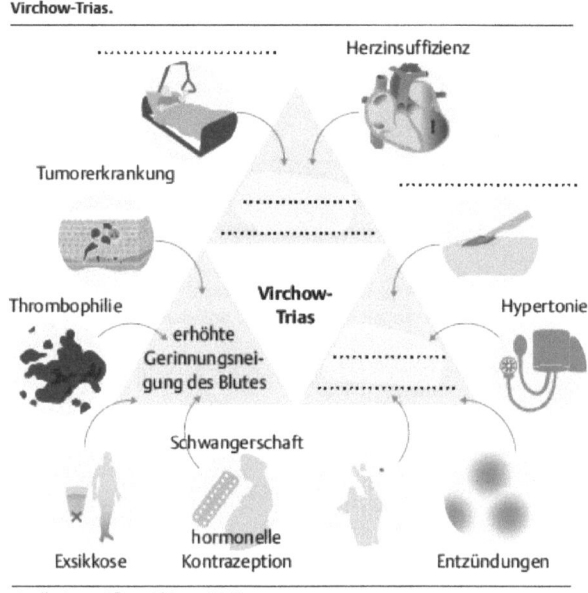

Virchow-Trias.

Quelle: I care Pflege. Thieme, 2015.

Expositionelle Faktoren	Dispositionelle Faktoren

2. Nehmen sie die Frowein-Skala zur Hand und überprüfen sie das Thromboserisiko ihres Patienten. Versuchen sie es zunächst alleine und besprechen es dann mit ihrem Sitznachbarn. Anschließend werden die Fallbeispiele im Plenum ausgewertet.

Fallbeispiel 1

Die Englischlehrerin **Beate ist 56 Jahre** alt und arbeitet hauptsächlich im Sitzen. Sie raucht nicht und trinkt auch nicht. Beate wiegt 110 kg bei einer Größe von 168cm. Sie wird auf eine kardiologische Station eingewiesen mit der Vermutung eines Myokardinfarkts (Herzinfarkt). Nach einer Herzkatheteruntersuchung (eine minimalinvasive medizinische Untersuchung des Herzens über einen Katheter) bestätigt sich dieser Verdacht. Anschließend an die Operation muss Beate einen Stufenplan zur Mobilisation einhalten, der zunächst eine komplette Bettruhe vorsieht.

Fallbeispiel 2

Der **80-jährige Karl** ist auf einer neurologischen Station eingewiesen worden, da er die Symptome eines Schlaganfalls zeigt (Sprachstörungen, halbseitige Lähmung, Empfindungsstörungen und Gehschwierigkeiten). Nach einer schnellen lokalen Thrombolyse ist der Blutgerinnsel im Gehirn aufgelöst, die Symptome sind jedoch weiterhin vorhanden. Aufgrund seiner Gehschwierigkeiten traut sich Karl nicht aus dem Bett. Mithilfe der Pflegekräfte kann er jedoch mobilisiert werden. Beim morgendlichen Pflegen des Patienten fällt ihnen eine Narbe am Unterschenkel auf. Auf Nachfrage gibt Karl an, dass ihm dort Krampfadern entnommen worden sind. Er weist daraufhin, dass dies auf der anderen Seite noch gemacht werden müsste.

Fallbeispiel 3

Louisa ist 45 Jahre alt und liegt auf der Intensivstation, da sie einen schweren Autounfall hatte. Sie ist mit dem Auto von der Straße abgekommen und gegen einen Baum gefahren. Sie hat ein schweres Schädel-Hirn-Trauma, mehrere komplizierte Frakturen der unteren Extremitäten, und große Wunden im Abdominalbereich (Bauchbereich). Louisa wurde aufgrund ihres instabilen Zustands ins künstliche Koma versetzt und wird erst wieder aus dem Koma geholt, wenn sich die Vitalwerte stabilisieren. Louisa ist also definitiv in den nächsten Tagen vollständig Bettlägerig.

Fallbeispiel 4

Die **21-Jährige Mara** wiegt 65 kg und ist 165cm groß. Sie ist sportlich aktiv und spielt Volleyball in einem erfolgreichen Team. Sie bricht sich bei einem Volleyballspiel das Sprunggelenk und muss daraufhin operiert werden. Der Eingriff dauert ca. 45 Min. Nach der Operation ordnet der Arzt eine Ruhigstellung von Sprunggelenk und Unterschenkel für die nächsten 8 Tagen an. Mara wird jedoch gleich am ersten Tag mittels Unterarmgehstützen von der Physiotherapie mobilisiert.
Neben ihrer Sportlichkeit ist Mara aber auch jung und feiert gerne. Sie raucht täglich ca. 10 Zigaretten und trinkt gelegentlich am Wochenende Alkohol.
Da sie vor kurzem mit ihrem Freund Tom zusammengekommen ist nimmt sie seit 2 Monaten eine Pille zur Verhütung.

Arbeitsblatt 2

1. Suchen sie sich einen Partner mit dem sie die Folgenden Übungen erledigen
   **Gruppe Karl und Mara beginnen mit dem ausmessen der MTS und Gruppe
   Beate und Louisa beginnen mit den Bewegungsübungen.**
2. Messen sie gegenseitig aus, welche Größe sie bei Thrombosestrümpfen benötigen.
   Anschließend suchen sie die passenden Strümpfe aus und ziehen diese ihrem
   Partner an. (Dabei sind die „Anleitungsschritte für die Pflegekraft" zu beachten
   (siehe Anhang))
3. Leiten sie Ihren Partner in Folgenden aktiven Bewegungsübungen an:

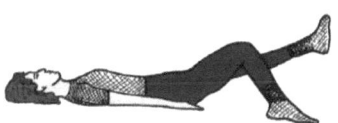

Bettradfahren als aktive
Bewegungsübung

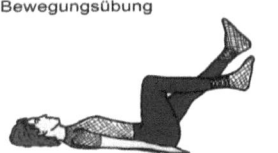

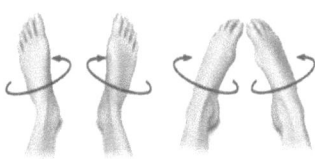

Übung 1
Füße kreisen aus dem Sprunggelenk heraus, abwechselnd oder beide gleichzeitig.
Übungsdauer ca. 30 Sekunden

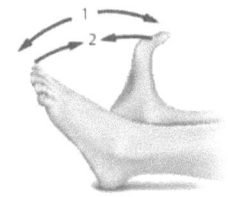

Übung 2
Abwechselnd rechten und linken Fuß nach oben
(körperwärts) ziehen und wieder strecken.
Übungsdauer ca. 30 Sekunden

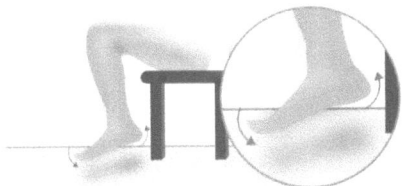

© pm pflegemarkt com

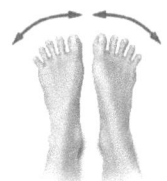

Übung 3
Zehen weit auseinanderspreizen und anspannen, einige Sekunden halten und wieder entspannen. Mehrmals wiederholen.

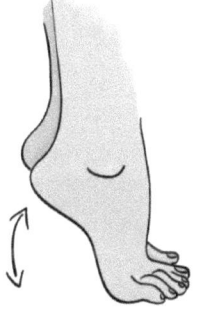

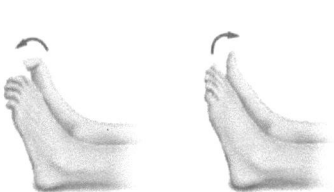

Übung 4
Zehen krallen und entspannen. Mehrmals wiederholen.

11

BEI GRIN MACHT SICH IHR WISSEN BEZAHLT

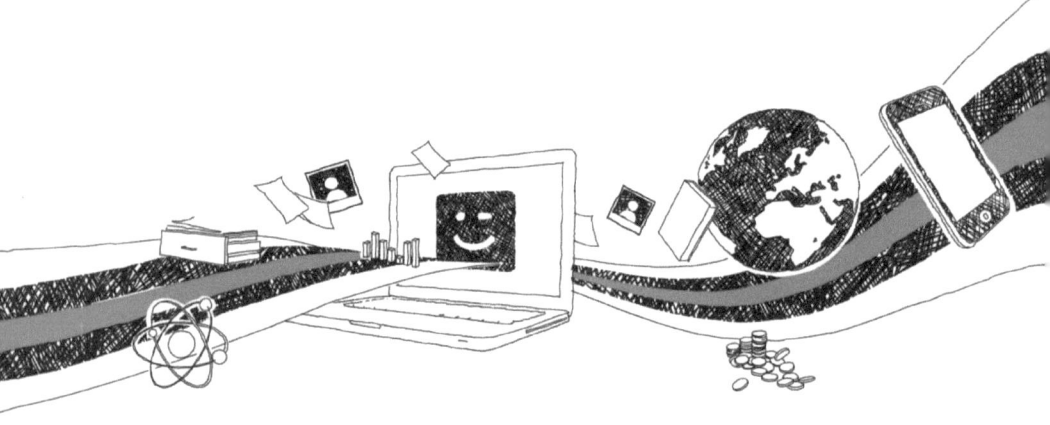

- Wir veröffentlichen Ihre Hausarbeit,
  Bachelor- und Masterarbeit

- Ihr eigenes eBook und Buch -
  weltweit in allen wichtigen Shops

- Verdienen Sie an jedem Verkauf

Jetzt bei www.GRIN.com hochladen
und kostenlos publizieren